AF452636

LE

PAIN NORMAL FRANÇAIS

NOTICE
ET ANALYSES

SIÈGE SOCIAL :

6, Rue Saint-Jacques

TOURCOING

NOTICE & ANALYSES

DU

PAIN NORMAL FRANÇAIS

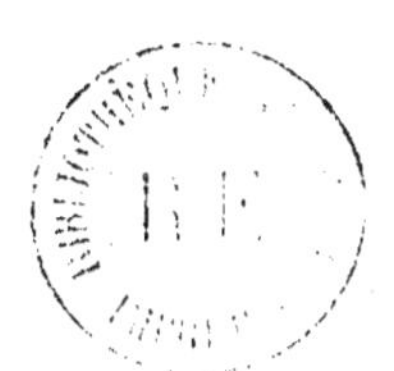

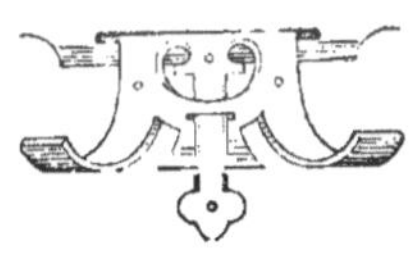

LE PAIN NORMAL FRANÇAIS

Ce pain que nous vous présentons, est un pain complet, il contient sans en excepter aucun tous les éléments constitutifs du blé.

Tandis que la farine employée à la fabrication du pain ordinaire renferme presque exclusivement la masse blanche située au centre du grain de blé, c'est-à-dire surtout de l'amidon, la farine qui sert à la fabrication du **Pain Normal Français** contient de plus la pellicule extérieure de couleur rousse qui constitue le son, et la couche corticale sous-jacente de substance grisâtre ou jaunâtre qui contient beaucoup de gluten et de phosphates.

On sait que dans les enveloppes du grain de blé que le blutage rejette, se rencontrent des substances utiles, indispensables même à la nourriture de l'homme, des phosphates de magnésie, de chaux, de potasse et autres sels, des matières organiques azotées spéciales, des substances grasses, amylacées, gommeuses et de plus un principe actif qui facilite la digestion des substances féculentes. Si depuis longtemps le pain contenant tous les éléments du grain de blé, en un mot le PAIN COMPLET n'a pu être utilisé plus fréquemment, c'est qu'on n'avait pas découvert un procédé de mouture qui permit de diviser d'une façon parfaite les enveloppes extérieures du grain de blé.

Pour faire entrer le son dans la fabrication du pain, il fallait recourir à une mouture basse qui avait pour conséquence d'échauffer la farine et de déterminer l'altération du gluten, on n'arrivait jamais à rendre la mouture assez tenue et on n'obtenait pas un tout homogène.

Le pain fait avec la farine totale par les procédés ordinaires avait des qualités qui étaient loin d'allécher le consommateur. Sa mie était molle, poisseuse, presque translucide. Il était impropre à la confection de la soupe, était en outre d'une conservation difficile, et la digestion en était très laborieuse.

Toutes ces difficultés ont été heureusement surmontées dans le **Pain Normal Français**. La farine qui sert à le fabriquer est obtenue par *UN NOUVEAU PROCÉDÉ DE MOUTURE BREVETÉ* qui divise parfaitement tous les élements du blé sans *les échauffer* ni *les altérer* et broie finement les cellules à membranes imperméables très résistantes dans lesquelles sont enfermées les principes nutritifs assimilables.

Le Pain Normal Français est appelé à rendre les plus grands services, car il est *très nutritif et très digestif*.

Son pouvoir *nutritif* dérive de la présence des phosphates et des gluten, il sera donc utile de recourir à l'emploi du **Pain Normal Français** dans tous les cas où l'organisme sera appauvri.

Les enfants dont la croissance est défectueuse, ceux-là surtout que menace le rachitisme ; les surmenés qui constituent la classe si nombreuse aujourd'hui des neurasthéniques, les femmes enceintes et les nourrices, tous ceux qui ont besoin de demander à un régime phosphaté la réparation de leurs forces recourreront avec avantage au **Pain Normal Français.**

Tout ce qui grandit ou travaille a *un besoin incessant de phosphates*, et ces éléments minéralisateurs se trouvent sous leur forme la plus assimilable dans le **Pain Normal Français.**

Le Pain Normal Français est très digestif et sera utile à la plupart des dyspepsiques. En effet il se désagrège rapidement sous l'influence des sucs gastriques ; les fermentations acides anormales n'apparaissent pour ainsi dire plus, et l'assimilation du pain est plus parfaite. De ce fait sont souvent évitées les congestions passives que fait naître une digestion lente et incomplète.

L'usage régulier du **Pain Normal Français** supprimera à bref délai *la constipation* même la plus opiniâtre. Ce serait toutefois une erreur de croire que le **Pain Normal Français** joue le rôle d'un purgatif.

Cette opinion peut se soutenir à l'égard du pain où le son étant à l'état grossier agit mécaniquement à la manière de certaines graines. Dans le **Pain Normal Français** le son est divisé très finement, n'est plus perceptible et si l'usage du **Pain Normal Français** a la propriété de *régulariser complètement les fonctions intestinales,* cela est dû uniquement à l'action d'une substance soluble naturellement contenue dans le son qui lui communique cette propriété.

Le Pain Normal Français, étant un pain complet idéal, contenant une plus forte proportion de matières albuminoïdes, (Gluten, etc), une grande quantité de phosphates assimilables, et relativement moins de substances féculentes que le pain ordinaire pourrait être conseillé aux diabétiques. Les propriétés reconstituantes qu'il tient de ces phosphates naturels, seraient très utiles dans cette affection, car ces phosphates exercent une action très avantageuse sur l'état général.

La fabrication spéciale du **Pain Normal Français** permet de le conserver intact très longtemps, il est encore mangeable au bout de quinze et même vingt jours pourvu qu'on le mette dans un endroit sec.

Comme complément indispensable de cette notice, nous publions ci-après les analyses comparatives du **Pain Normal Français** et de la farine servant à sa fabrication : analyses dont a bien voulu se charger M. le Docteur Lescœur, Professeur de chimie à la faculté de Médecine et de Pharmacie de Lille.

Examen chimique et appréciation du Produit dit
« PAIN NORMAL FRANÇAIS »

Ci-après la composition chimique du **Pain Normal Français** et à titre de comparaison celle du pain et de la farine ordinaires.

	PAIN NORMAL FRANÇAIS	PAIN ORDINAIRE	FARINE DU PAIN NORMAL FRANÇAIS	FARINE ORDINAIRE
HUMIDITÉ	36.7	36	13.7	13.4
ALBUMINOÏDES	8.6	7.1	12.2	10.2
MATIÈRES GRASSES	1.0	0.5	1.1	0.9
AMIDON ET DÉRIVÉS	50.2	55.4	70.5	74.0
CELLULOSE	1.2	0.4	0.7	0.9
MATIÈRES MINÉRALES — SEL MARIN	0.2	Traces	0.0	0.0
MATIÈRES MINÉRALES — ACIDE PHOSPHORIQUE P_2O_5	0.9	0.2	0.9	0.2
MATIÈRES MINÉRALES — POTASSE K_2O	0.7	0.2	0.6	0.2
MATIÈRES MINÉRALES — AUTRES MATIÈRES MINER.	0.5	0.2	0.3	0.2
	100.00	100.00	100.00	100.00

Les analyses qui précèdent montrent d'abord que le **Pain Normal Français** ne contient aucune substance étrangère au froment. Comparé au pain ordinaire, il est plus riche en albuminoïdes, plus pauvre en amidon. La différence principale réside dans la proportion des matières minérales. Le **Pain Normal Français** donne trois fois plus de cendres que le pain ordinaire et celles-là sont plus riches en acide phosphorique et en potasse.

APPRÉCIATION :

La Nature réunit dans le grain de blé, à l'usage de la jeune plante, les principes organiques et minéraux sous les formes et dans les proportions les plus convenables pour son développement. Dans la mouture ordinaire, pour obtenir un pain plus blanc et de meilleure apparence, on sépare le son de la farine. Mais cette opération a l'inconvénient de priver le pain d'une portion des matières albuminoïdes et des phosphates minéraux et sans doute aussi d'autres matières importantes. On détruit ainsi cette harmonie substantielle qui fait du grain de blé un aliment parfait.

La substitution au pain ordinaire du produit contenant tous les éléments du blé, du PAIN COMPLET, comme on l'a appelé est, pour cette raison, considérée par un certain nombre de savants comme un progrès alimentaire sérieux et des tentatives très rationnelles ont été faites dans cette voie. Le produit dit « **Pain Normal Français** » est donc la *réalisation d'un problème depuis longtemps à l'étude* et considéré par des esprits éminents comme d'un très grand intérêt au point de vue de l'alimentation générale. Ce serait le pain économique, le pain hygiénique, le véritable pain de l'avenir.

Sans envisager de si hautes destinées, **Le Pain Normal Français** a dès maintenant, son emploi tout indiqué dans un certain nombre d'états de santé déterminés. On le prescrira avec avantage certain dans tous les cas où il s'agira d'accroître la quantité et la qualité des aliments en vue d'activer ou de régulariser la nutrition. Les enfants, les convalescents, les neurasthéniques y trouveront le phosphore assimilable dont ils ont besoin. Bien des incommodités auxquelles sont sujets les habitants des villes, les oisifs, les gens de bureaux, et qui ne sont peut-être que des formes atténuées de la neurasthénie, disparaîtront par son emploi. Son usage peut d'autant mieux être délibérément recommandé et accepté qu'il ne constitue pas une médication mais un régime alimentaire toujours inoffensif, dont il reste seulement à mesurer l'efficacité suivant le cas.

Lille, le 12 Avril 1902.

Dr Lescœur.

Pour ne pas confondre le **Pain Normal Français** et éviter les contrefaçons, exiger la marque **- PNF -** imprimée dans le pain et la bande de garantie (Déposés).

Le **Pain Normal Français** est distribué à domicile :

A TOURCOING tous les jours.

A ROUBAIX, les Mardi, Jeudi et Samedi

Au prix de **0,25** *le pain.*

Les expéditions se font par colis postaux

Trois pains franco en gare **1.50.**
à domicile **1.75.**

Cinq pains franco en gare **2 francs.**
à domicile **2.25.**

Payables contre mandat poste.

Dépôts et Maisons de vente :

TOURCOING. - M. Pollet-Demarquette, *rue Saint-Jacques,* 5.
LILLE. - *32, rue Esquermoise.*
ARMENTIÈRES. - M. Cardon, Pharmacien.

Toutes demandes de renseignements et correspondances doivent être adressées au Siège Social, **6**, rue Saint-Jacques, Tourcoing.

Tourcoing. — Imprimerie Jean DEBISSCHOP, rue de Tournai, 109